Te 94
21

AF310885

DES MÉDICAMENS

APHRODISIAQUES

EN GÉNÉRAL,

ET EN PARTICULIER

SUR LE

DUDAIM DE LA BIBLE;

PAR J.-J. VIREY.

Ergò quisquis opem nostrâ sibi poscit ab arte.
OVID., Art. amand.

A PARIS,

CHEZ D. COLAS, IMPRIMEUR-LIBRAIRE,

Rue du Vieux-Colombier, N° 26, F. S.-G.

1813.

DES
MÉDICAMENS APHRODISIAQUES
EN GÉNÉRAL.

LA bienséance prescrit, dans ce sujet, des lois de décence dont nous espérons ne pas nous écarter, de même que nous croyons nous y être jadis astreints en traitant des *philtres* (1), préparations médicamenteuses avec lesquelles on prétendait se concilier l'amour de la personne qui les prenait.

Quand nous ne ferions ici que signaler le danger ou l'imprudence de l'emploi de certains remèdes, afin de rendre plus réservés et ceux qui les prescrivent et ceux qui les préparent, nous croirions déjà ce travail utile ; mais, de plus, il n'est pas sans importance de montrer ce qu'on peut en attendre, et où il convient de s'arrêter dans leur usage.

Un médecin célèbre a cru pouvoir nier l'existence des aphrodisiaques, ou des substances dont l'effet direct soit d'exciter la faculté générative (2) ; mais il est évident, par l'exemple même des animaux, chez lesquels on ne peut

---

(1) Dans le Magasin encyclopédique, an VII (1799), mois de fructidor.

(2) *Cullen*, Traité de matière médicale, tom. I, pag. 171 , (trad. franç. de M. *Bosquillon*.)

pas supposer, comme dans l'homme, l'influence de l'imagination, que cette action a lieu par certaines substances. Ainsi les chats sont spécialement excités par le *marum*, la cataire, les racines de valériane, de serpentaire de Virginie; on sait que les oiseaux auxquels on donne du chenevi, du bled sarrasin, du fenugrec, entrent en chaleur, et que l'anus des carpes, frotté de musc ou de civette, les fait bientôt frayer (1). On ne niera point l'action très-énergique de plusieurs odeurs animales sur le système utérin de la plupart des femmes, etc. Nous verrons, il est vrai, d'autres substances qui ne sont qu'indirectement aphrodisiaques.

C'est sur-tout sous les climats les plus ardens que ces sortes de médicamens sont le plus recherchés. La plupart des Orientaux, énervés dès l'âge de 30 ans, les réclament souvent des médecins *francs* (2), et leurs propres docteurs ont une multitude de recettes de ce genre, qu'ils mettent en pratique (3). En effet, la chaleur du climat rendant la puberté précoce, et la polygamie multipliant les jouissances, fanent bientôt les organes sexuels; comme un soleil trop ardent fait promptement éclore et faner les fleurs. De plus, l'état continuel de sueur rend molles et flasques toutes les parties du corps, ainsi que l'abus des bains et des boissons rafraîchissantes, dont on fait un si commun emploi dans ces contrées. Les Orientaux trouvent encore dans le trop fréquent excès du café un anti-aphro-

---

(1) *Marc Eliezer Bloch*, Vom fisch deutschland, tom. I, pag. 115 et suiv.

(2) *Prosper Alpin*, Medicin. Ægyptior., lib. III. Presque tous les voyageurs d'Europe se donnant pour médecins, afin d'être mieux accueillis en ces contrées, sont exposés à ces demandes. Voyez *Sonnini*, Voyag. en Egypte, tom. I, etc.

(3) Le *diacyminum*, le *diaxylaloës*, l'opiate cardiaque, la *luffah abunafa*, la conserve d'anacarde, celle des semences du *peganum harmala*, L., la confection alkermès, le *chaschab abusidân*, etc.

disiaque très-capable de les refroidir, car, en portant son action sur le systême nerveux cérébral, il dessèche et débilite les autres facultés. *Olearius* (1) raconte à ce sujet un mot remarquable de la sultane épouse du sophi *Mahmoud Kasnins*, laquelle voyant un cheval qu'on voulait rendre hongre, dit qu'il n'était pas nécessaire de lui faire subir une si cruelle opération, et qu'il suffisait de lui donner du café ; elle prétendait avoir la preuve de son efficacité en ce genre par son mari. Quelques auteurs ont, en effet, nommé le café *potus caponum*, blâme qui ne lui a pourtant point fait de tort dans toute l'Europe.

Avoir des enfans est le premier vœu des femmes de l'Asie ; *da mihi pueros, alioquin morior*, dit une juive dans la Bible, car la stérilité est un opprobre. Cette même épouse de Jacob eut recours à un aphrodisiaque devenu fameux par la difficulté qu'ont trouvé les interprètes et les commentateurs de la Bible à déterminer l'espèce de végétal qui le produit. Il en est résulté une foule de doctes dissertations (2).

Rachel demande à *Lia*, sa sœur, les *dudaim* trouvés aux champs, au tems de la moisson des blés, et apportés par son fils *Ruben* (3). Les Septante et la Vulgate traduisent ce mot par *mandragore*; *Josephe* (4), plusieurs

---

(1) *Itinerar. persicum*, p. 578, et *Hecquet*, Traité des dispenses de carême, Paris, 1709, p. 495.

(2) *Heideggius*, Exercit. de Dudaim Rubenis, art. XIX, tom. 2. Hist. patriarchar.

Jac. Thomasius, disput. de mandragorâ.

Christ. Ravius, Diss. de Dudaim.

Mich. Liehentanz, Diss. de Rachelis deliciis, dudaim.

Ant. Deusingius, Diss. de Mandragorâ.

Olaus Rudbeck fils, Tract. de Dudaim Rubenis.

Olaus Celsius, Hierobotan, tom. I, art. 1, de Dudaim, etc.

(3) Genes., chap. XXX, vers. 14 et 16. *Luther*; Comment. in Genes., p. 457, avoue ne savoir ce qu'est ce végétal.

(4) Antiquit. judaiq., lib. I.

pères de l'Eglise (1), les Rabbins, le Targum d'Onkelos, les versions d'*Arias Montanus*, de la Bible de Zurich, et plusieurs érudits, comme *Grotius*, *Castellus* (2), *Lemnius* (3), *Drusius* (4), *Fuller* (5), *Helvicus* (6), *Dietericus* (7), etc., pensent que c'était le fruit de cette plante narcotique, *Atropa mandragora*, LIN.

Mais le *dudaim* est encore cité dans le Cantique des Cantiques (8) pour la bonne odeur de ses fleurs, tandis que la mandragore est très-vireuse. On n'userait pas sans danger de cette plante à l'intérieur, qui a cependant été vantée comme propre à la composition des philtres (9). Elle a même donné lieu à une foule de contes et de traditions ridicules sur la forme quelquefois bifurquée de ses racines,

---

(1) *Saint-Jérôme*, Quæst. seu tradit. hebr., in Genesi, p. 315. *Saint-Augustin*, Contra Faust. manich., liv. 22, cha. 56. *Saint-Cyprien*, Prolog. de Cardin. oper. Christi, p. 482, etc.

(2) Animadvers. Samarit. Gen. 30, dans le *lexicon heptaglotton*, p. 2052. *Castellus* pense que le dudaim est le fruit du bananier, *musa*, L. Ce qu'*Olaus Rudbeck* fils a réfuté, car le bananier est étranger à la Syrie.

(3) Explicat. herbar. biblic., cap. 2, edit. Francof., 1596, in-18.

(4) Tractat. de Mandragorâ, ac. de mandr. pomis vulgo habitis pro doudaim.

(5) Miscellan. sacr., lib. VI, cap. 6 μῆλα μανδραγορῶν, selon les Septante.

(6) De chaldæâ paraphrasi, p. 65. Mais Rabbi *Menahen* et d'autres nient que l'écriture veuille parler de la mandragore. Voyez *Sixti Senensis* Biblia sacr., tom. 2, p. 83.

(7) Antiquit. biblic., p. 529. Voyez aussi ce que rapporte *Joh. Jac. Scheuchzer*, Physiq. sacr., tom. I, p. 105. *Théocrite*, dans sa Pharmaceutria, p. 15, propose la mandragore comme propre aux philtres.

(8) Cap. VII, vers. 14, et on en faisait des bouquets. *Samuel Bochart* avait traité de cet objet, qui, selon lui, n'est pas la mandragore, mais on n'a qu'une partie de sa dissertation.

(9) *Dioscorid.*, Mat. med., lib. IV, cap. 76. De-là vient qu'on l'appelait κιρκαία, ou plante de Circé. Voyez aussi les Rabbins, apud *Jac. Bendana*, Addit. ad Miclal Jophi.

qu'on croyait ressembler par là tantôt à l'homme, tantôt à la femme. On a dit qu'elle faisait entrer en une fureur amoureuse les éléphans qui en mangeaient (1), que ses baies ou pommes, quoique d'odeur très-nauséeuse, pouvaient se manger cuites sans danger en Orient (2); mais l'expérience a fait reconnaître aux anciens médecins (3), comme aux modernes, que cette plante était plutôt capable de causer la stupeur et de refroidir l'amour (4) que propre aux usages auxquels *Machiavel* et notre *Lafontaine* la destinaient, l'un dans sa comédie, et celui-ci dans ses contes.

Toutefois un médecin (5) observe avec sagacité, que les aphrodisiaques ne sont pas tous nécessairement des échauffans, et que si l'on doit se servir de ceux-ci dans les climats froids et humides du Nord, où l'économie animale a besoin de stimulans, il en est autrement sous les cieux plus ardens de l'Orient, de l'Asie ou de l'Afrique, puisque les tempérans, les rafraîchissans sont alors nécessaires pour humecter et détendre des organes arides et desséchés, comme le prouve l'exemple des Egyptiennes, des Persanes. Aussi l'on a cru ensuite que le dudaim était cette petite espèce de melon jaune, d'odeur suave, cultivé

---

(1) *Epiphanes*, Physiolog., cap. IV. *Hesychius* nomme à cause de cela Vénus, *mandragorite*.

(2) *Dapper*, Iter palæstinum, p. 232. *Roger*, voyag., tom. V, p. 236. D'après *Dioscorid.*, ib., et *Ruellius*, in *Diosc.*, lib. VI, c. 66. C'est sur-tout la mandragore à fruits blancs, que mangent les bergers.

(3) *Galenus*, Simplic. medic., l. VII. *Corn. Celsus*, Re med., lib V, c. 25. *Serenus sammonicus*, c. 55, et *Plutarq.*, Sympos., lib. 3, *Apulée*, Metamorph., l. X. *Pline*, l. XXV, c. 13. *Théodoret*, In cantic. Salom., p. 361, etc.

(4) *Abulfadli* et les autres Arabes, *Deusing*, de mandragorâ, p. 574, Groning, 1660. Ils en usent au lieu d'opium, *Pline*, Hist. nat., *ibid.* En topique, elle refroidit beaucoup aussi, *Roderic à Castro*, Mulier. morb., l. 3, c. 3, p. 371.

(5) *Levinus Lemnius*, Herb. biblic., cap. 2, p. 7 et suiv.

en Perse, pour l'agrément, sous le nom de *Destenbuje* (1) ; c'est le *cucumis dudaim*, Lin., introduit en quelques jardins d'Italie ; et dont les fruits, de la grosseur des coloquintes, se conservent dans les appartemens ou avec les vêtemens à cause de leur odeur.

D'autres auteurs (2) ne trouvant pas que ces melons ou ces mandragores convinssent à l'étymologie du mot hébreu crurent reconnaître le dudaïm dans les truffes, qui sont fort échauffantes, comme on sait ; mais ce sentiment a été refuté ensuite (3). Il n'y a pas d'apparence que ce soient ou le citron, ou les figues (4) comme l'ont supposé quelques-uns. Le Talmud donnant le mot de *Siglin* au lieu de dudaim, on l'a traduit tantôt par violette ou jasmin, ou par lis ou *leucoïum* (5), ou par une grappe, *botrys* (6), enfin par le fruit de l'arbre du lotos (7), *ziziphus lotus*, Lam., toutes opinions plus ou moins éloignées du sens de l'Ecriture.

L'étymologie cependant pouvait offrir un renseignement utile pour retrouver ce merveilleux remède auquel *Rachel* dut la naissance de *Joseph*, comme on le croit. Le terme hébreu דודאים (*dudaim*) vient de דדים (*dadim*), ma-

---

(1) *Jac. Golius*, lexicon arabicum, p. 429. *Shérard*, dans *Rai*, Hist. plant., l. III, p. 333. *Petiver*, Museum, p. 25.

(2) *Phil. Codurcus*, de dudaim, et *Daniel Ludovici*, Ephem. nat. cur. dec. 1, an IV. *Kanold*, Breslauen samml. X, vers, p. 602.

(3) *Rivet*, Comment. in Genes. 50, et aussi *Bochart*, Hieroz. in fine.

(4) D'après le même mot *dudaim* qui signifie un panier de figues, dans *Jérémie*, proph. XXIV, vers. 1.

(5) *Matthieu Sylvaticus*, *Jarchi*, *Francois Georgius*, *Cardan*, varietat., l. 8, p. 243. *Buxtorf*, lexic., p. 1434.

(6) *Bochart*, sur le dudaim, etc. *Linné* a cru d'abord que c'était l'halicacabon, *Physalis alkekengi*, voyez Hortus Cliffortian, p. 62.

(7) *Olaus Celsius*, Hierobotan., tom. 1, art. 1. (Upsal, 1745, in-8°.)

melles (1), ou de דּוֹדִים (*dodim*), cousins, amis, voisins (2); ce qui annonce que ce végétal a des parties groupées deux à deux. Il fleurit au tems de la moisson, en Mésopotamie, c'est-à-dire en mai; son odeur est suave, et l'on en fait des bouquets; enfin il a des qualités aphrodisiaques. Tout cela ne peut nullement se rapporter aux plantes citées par les commentateurs, mais tout cela convient parfaitement aux *orchidées*, sur-tout à celles d'où se tire le salep, en Orient. Le nom de la famille de ces plantes annonce assez à quoi se comparent les doubles bulbes de leurs racines, et l'odeur de sperme qu'elles exhalent contribue à l'opinion de leur vertu, depuis long-tems estimée des Orientaux. Plusieurs des belles fleurs de ces plantes éclosent en mai, et répandent de charmantes odeurs, comme les *orchis bifolia*, *odoratissima*, *suaveolens*, Lin., les *ophrys spiralis*, *æstivalis*, Lin., etc. Une des espèces les plus communes en Palestine est l'*orchis sancta*, Lin., et le *satyrium maculatum*, Desfont. D'autres ont des odeurs puantes de bouc, de punaise, etc., mais dont plusieurs agissent cependant encore sur les organes sexuels.

Le dudaim est donc une orchidée, et probablement une de celles dont on prépare le salep. Ce n'est pas seulement sur des rapports fortuits de forme, ou des analogies d'odeurs, que l'on a cru ces plantes aphrodisiaques, et qu'on a donné le nom de satyrion (3), de sabot de Vénus, à plusieurs d'entr'elles; on sait que la vanille, qui appartient à cette famille, a des propriétés échauffantes très-marquées, et dont s'aperçoivent ceux qui font usage du chocolat qui en contient. Une espèce d'*ophrys* (*unilateralis*, Lin.), en

---

(1) *Forster*, Dictionarium hebr., p. 164.

(2) *Ludolf*, Comment. histor. Æthiopic., p. 144. Le mot *didyme*, jumeau, paraît analogue.

(3) *Dioscorid.*, Mat. med., lib. 3, c. 124—127. *Pline*, Hist. Nat., lib. XXVI, c. 10, etc.

infusion, agit de même, et comme diurétique, au Chili, où l'on en fait usage.

. Mais afin d'exposer par ordre toutes les substances regardées comme aphrodisiaques et de discuter leur vertu, nous suivrons la série naturelle des corps organisés, car les matières minérales, comme l'*étite* ou pierre d'aigle (fer carbonaté), vantée par *Albert-le-Grand*, et l'astroïte (*madrepora favosa*, LIN.), qui est un carbonate calcaire recommandé, dit-on, par *Zoroastre*, n'ont que des vertus fabuleuses. Seulement, le sel marin et le borax, employés par quelques médecins (1), même pour les bestiaux, raffiment la tonicité générale, et disposent à la fécondité. C'est probablement par un effet semblable que l'usage des salaisons de poissons et de viandes stimule l'appétit vénérien, et rend *salaces* les peuples maritimes ichthyophages, comme nous le verrons.

. D'abord, dans le règne végétal, plusieurs champignons passent pour très-aphrodisiaques, comme les truffes et les morilles, sur-tout si l'on y joint des aromates, et l'expérience semble le confirmer, car cette nourriture, peu facile à digérer, échauffe beaucoup. Dans le Nord et en Sibérie, l'*agaricus muscarius*, LIN., qui est empoisonnant ici, excite également à l'amour (2) par sa qualité très-diurétique et énivrante.

. Parmi les aroïdes, plantes âcres et stimulantes, on distingue sur-tout la racine de colocasie (*arum colocasia*, LIN.) que les Egyptiens vantent comme une plante miraculeuse en ce genre. Le *dracontium polyphyllum*, LIN.,

---

(1) *Mercurialis*, Consil. med., p. 48. *Amatus Lusitanus*, cent. II, curat. 18. Ils employaient la chrysocolle brute. *Louis de Serres*, de la Stérilité des Femmes, pag. 476, recommande le sel. Aussi *Venette*, Amour conjug., tom. 3.

(2) *Krascheninnikoff*, Voyag. au Kamtchatka, p. 209. Aussi le *boletus cervinus*, chez les Bohémiens, voyez *Matthiol.* Epist. ultim., lib 3.

paraît être en même estime chez les Japonais (1). On sait
que les Malais recherchent avidement la fleur du *pothos* (2),
enfin notre *calamus aromaticus* (*acorus*, LIN.) n'est pas
sans propriétés à cet égard.

Plusieurs bulbes d'alliacés, comme les oignons et leurs
congénères, ont joui pareillement d'une grande réputation
dès l'antiquité, et *Martial* le témoigne :

> *Qui præstare virum Cypriæ certamine nescit,*
> *Manducet bulbos, et benè fortis erit.*

Ce sont sur-tout les aromates produits par les scitami-
nées, comme les amomes, les costus, le galanga, le gingembre, la zédoaire, le curcuma, etc., qui stimulent particulièrement les organes génitaux. L'on vante à l'excès
pour cet objet, en Egypte, la racine de *chaulendjân aqarbi*
(3), avec du lait, et c'est probablement la fameuse herbe
indienne de *Théophraste*, douée d'une qualité merveil-
leuse (4). C'est au contraire, parmi les hydrocharides que
se trouve un réfrigérant actif, le nénuphar et ses congénères.

Les aristoloches, par leur qualité emménagogue, agissent aussi comme aphrodisiaques, et la famille aroma-
tique des lauriers produit des excitans nombreux, tels que

---

(1) *Thunberg*, Voy. au Japon, p. 234, et *Prosp. Alpin*, Plant.
Ægypt., c. 33, pour la colocasie. Ces plantes paraissent être très-
emménagogues ; on n'use que de leurs racines.

(2) *Labillardière*, Voyag. rech. de la Pérouse, tom. II.

(3) C'est le *maranta galanga*, L., dont on a beaucoup exagéré les
vertus.

(4) *Theophrast.*, Hist. plant., lib. IX, cap. 20. *Herba ab Indo*
allata quâ 70 coëundi potestas fovetur. In Atlantis jugis occidentalibus,
quæ pars Surnag ab incolis nuncupatur, hæc radix crescit. Aiunt, super
eam si quis urinam reddiderit, illicò turgere libidinibus. Virgines quæ
præsunt pascuis, si super ea sedeant, aut urinam faciant, eis perindè
rumpi naturæ membranam, atque si à viro fuerint vitiatæ. Scaliger,
Exercit., 175, *ad Card.*

la canelle, la muscade, etc. (1). Vers l'isthme de Darien, en Amérique, croît l'*agnacat* qui est l'avocatier (*laurus persea* L.) dont le fruit verdâtre et butyreux est regardé comme un singulier aphrodisiaque (2). Mais dans la famille des gattiliers, l'*agnus castus*, la verveine etc., agissent en sens opposé.

Quoique les labiées soient fort aromatiques, plusieurs passent pour contraires à la faculté générative, comme la menthe, et les autres espèces qui contiennent du camphre dont la vertu réfrigérante paraît bien constatée. Néanmoins des embrocations d'huile volatile de spic (3), produisent beaucoup d'effet stimulant sur les organes, et ont été souvent employées (4).

On est en doute si les solanées peuvent quelquefois agir de même, et si la mandragore, le *capsicum*, l'*hyoscyamus physalodes* L., l'alkékenge, des *datura*, etc., combinés à des aromates, excitent les organes sexuels. Elles ont été jadis employées pour la composition des philtres, et c'est sans doute par elles que le poëte *Lucrèce* et *Caligula* perdirent la raison sans y trouver l'amour.

Hic Thessala vendit
Philtra quibus valeant mentem vexare mariti
Et soleâ pulsare nates.

JUVENAL, sat. VI, v. 610.

Les borraginées, les apocynées, les bruyères, de

---

(1) Excepté le camphre, dont on a dit : *Camphora per nares castrat odore mares*, et qu'on oppose aux cantharides.

(2) *Jul. Cæs. Scaliger*, Exerc. 175, de Subtilit. ad Cardan.

(3) *Jacob Œtheus*, Observat. propriar., lib. I.

(4) La sauge, selon *Aëtius*, Tetrabibl., lib. I, serm. 1, et la marjolaine, d'après *Lobel*, excitent aussi à l'amour. Les Juifs, au rapport de *Nicétas*, jonchaient de ces fleurs la couche des nouveaux époux, et les oignaient d'huiles odoriférantes.

même que les acidules, les astringens, sont contraires aux facultés prolifiques. La pervenche est l'emblême de la virginité, parce qu'elle refroidit.

On pense de même de quelques chicoracées, comme la laitue ; mais il n'en est pas ainsi des autres composées, comme l'artichaut, les *helianthus*, qui, en qualité de diurétiques, portent leur action sur les organes voisins de ceux de la génération.

Quant aux rubiacées, elles diminuent sensiblement la secrétion du sperme ; les quinquinas, le café (1), le kinô, la garance en offrent des preuves lorsqu'on en use trop habituellement.

Les Chinois ont fait au gen-seng (*panax quinque-folium* L.) et les Japonais au ninsi (*sium ninsi* L.) une grande réputation, comme aphrodisiaques (2). Mais bien que ces racines ne répondent pas en vertu aux magnifiques promesses de ces peuples, toutefois les semences et les racines des ombellifères étant aromatiques, carminatives et diurétiques, d'ordinaire, elles portent leur action sur les voies urinaires et les organes voisins, de sorte qu'elles les excitent indirectement ; tels sont le panais, la carotte, le chervi, le fenouil, l'*eryngium*, etc. Les gommes-résines fétides de cette famille servent aussi en pessaires (3) pour cet objet, comme l'assa fœtida, le galbanum, le sagapenum, etc.

Nous ne citons, des papavéracés, que l'opium, dont les préparations unies à des aromates, passent pour le plus

---

(1) *Stenzel*, toxicolog. *Plazius*, Jucundor. morb. causis, diss. 1.

(2) *Cullen*, Mat. méd., tom. 2, p. 170, montre que leurs vertus sont faibles.

Pline, lib. XXII, c. 21 et 22, cite aussi plusieurs ombellifères comme aphrodisiaques. La ciguë cependant est très-contraire, en topique surtout.

(3) *Alexander Benedictus*, lib. XXV, c. 18, et lib. XXX.

puissant des aphrodisiaques dans toutes les Indes orientales (1). Mais si l'usage modéré de l'*affion* anime beaucoup
d'abord la faculté générative, il ne tarde pas à l'épuiser
(2), en causant des illusions nocturnes voluptueuses et en
énervant le corps par la langueur générale qu'il produit.
Rien ne refroidit plus que cette substance en topique (3).

Comme les plantes crucifères sont âcres et venteuses,
prises en alimens, elles stimulent quelquefois les organes
génitaux (4); telle est sur-tout la roquette (*Brassica eruca L.*) dont on a dit :

Excitat ad Venerem tardos eruca maritos.

Les raves et navets , la moutarde, les antiscorbutiques
plus ou moins diurétiques, produisent quelques effets
analogues, quoique plus faibles.

Parmi les câpriers, on recommande dans l'Inde les
fruits du durion (*durio zibethinus,* L.) dont la saveur paraît déplaisante d'abord, mais qui passent pour stimulans,
car ils sont diurétiques (5).

Dans les méliacées se trouve la canelle blanche, dans les
malvacées, le cacao, dans les magnoliers, la badiane;

---

(1) *Garcias ab Horto,* Aromat. , lib. 1 , c. 4 , p. 3o. Les Chinois de
Batavia avalent l'*affion* , composition d'opium qui les rend tellement
pétulans et redoutables en amour que les femmes craignent et fuient
alors leur approche. *Reineggius* , dans *Blumenbach* , Arnzeit. biblioth.

Wedelius , Opiolog., lib. 2 , sect. 4 , p. 167 ; et *Tralles* , de Opio,
lib. 3 , observent qu'il excite des pollutions nocturnes.

(2) *Vanderwiel,* cent. 2 , obs. 41. *Roderic à Castro* , Mulier. morb. ,
l. 3 , c. 3, p. 371. *Hartmann* , Prax. chymiatr. , c. 275.

(3) *Renodæus* , Mat. med., lib. 1 , sect. 13 , cap. 2. *Wedelius* ,
Tralles , etc. , *ib.*

(4) *Bruyerinus* , De re cibariâ, lib. 8, c. 22 ; et *Angel. Sala. Rajus,*
Hist. plant. , p. 8o6.

(5) *Bontius* , Med. indor. part. 2. *Thunberg* , Voy. au Japon.

dans les anones , le canang, tous arbres exotiques dont les fruits ou les écorces peuvent être considérés comme in-directement aphrodisiaques.

Mais les rutacées semblent être, au contraire, ennemies des facultés génératives , car la rue , le fabago , le gayac, le mélianthe , passent pour réfrigérans, ainsi que plusieurs caryophyllées, comme le lin , les céraistes , la morgeline, et la plupart des joubarbes et des herbes grasses, le pourpier, les cactus , les ficoïdes. Autrefois on vantait la circée, plante de la famille des onagraires , dans les philtres, comme aphrodisiaque; mais sa vertu est toute imaginaire. Celle des myrtoïdes, commes des girofles, des myrtes, n'est pas douteuse , puisque ces aromates sont très-stimulans (1). La famille des rosiers et des fruits soit à noyaux , soit à pepins , est, au contraire , astringente et rafraîchissante.

Quant aux légumineuses, plusieurs espèces sont venteuses et distendent ainsi les parties voisines des organes sexuels ; de-là vient qu'elles sont indirectement aphrodisiaques. C'est peut-être pour cette raison que *Pythagore* défendait de manger des fêves. Il est certain que le feuillage de plusieurs légumineuses accroît le lait et l'ardeur des bestiaux , et que l'arachide, la caroube passent pour augmenter la sécrétion du sperme.

L'ordre des térébinthacées présente l'anacarde, vanté jadis comme un stimulant universel; au contraire , l'ordre des cucurbitacées, est directement opposé aux facultés prolifiques.

Les urticées de *Jussieu* présentent d'abord les figuiers dont les fruits sucrés passent pour de bons analeptiques. Quand aux orties, nous savons qu'on a recommandé l'usage en alimens de leurs jeunes pousses, comme stimu-

____

(1) C'est pour cette raison, sans doute, que le myrte a été consacré à Vénus.

lantes et diurétiques, mais l'irritation locale des parties par
l'urtication (1), moyen employé par des individus usés de
débauches, paraît avoir agi plus efficacement. On a beaucoup vanté le chanvre indien, ou bangue (2), cependant il
n'a pas produit d'effet satisfaisant en Europe (3). Ce sont
surtout les diverses espèces de poivre, le betel (4), le
pinang, mâchés habituellement par les Asiatiques, qui
excitent le plus l'odaxisme et le prurit des organes sexuels.

Enfin, la famille des arbres conifères donne des résines
et des huiles volatiles âcres et stimulantes, dont l'usage in-
terne détermine une action vive sur les organes urinaires.
Telles sont les essences de térébenthine, de geniévre, et
de sabine (5) qu'il faut employer avec réserve. Les purga-
tifs âcres (6), les ligatures (7), les coliques (8), les irrita-
tions diverses à la peau (9), etc., produisent également
une disposition factice à l'acte vénérien.

---

(1) *Prosp. Alpin*, Plant. æg., c. 42. *Cœl. Rhodigin.*, Lect. antiq.;
c. 15. *L'abbé Boileau*, Hist. des Flagellans, chap. X; et sur-tout
Meibomius, de flagrorum usu in re venereâ, etc.

(2) *Garcias ab Horto*, Aromat. hist., l. 2, c. 22, p. 233. Plante
apportée en Europe par *Pythagore*. On l'unit à des aromates.

(3) *Hooke*, Philósoph. experiments and observ., p. 211.

(4) *Scaliger*, Exerc. ad Cardan, 175. Le pinang, ou faufel, ou noix
d'arèque, (du palmier *areca catechu*, LIN.), en masticatoire, selon
Struys, *Linschot* et la plupart des voyageurs aux Indes orientales, etc.

(5) *Steedman*, Essays of Societ. Edimburgh, tom. II, art. 5.

(6) *Sinibaldus*, de Geneanthrop, p. 276. *Timœus*, Cas. med., l. 3,
c. 50, et Ephem. nat. cur. dec. I, an. 2, obs. 71, et dec. 3, an. 1,
obs. 145, etc.

(7) *Paul. Æginet.*, De re med., lib. III, c. 60. *Gloxin*, De ischuriâ,
p. 27. La strangulation même, selon *Morgagni*, Sedib. et caus. morb.,
tom. I, p. 177.

(8) *Lamettrie*, Pratiq., p. 77. *Frank*, Anmerkung., VI, p. 116.

(9) La lèpre, *Aretœus*, Diuturn., lib. 2, c. 13, et Observ. of a
Societ. at Lond., tom. I, n° 18. Pareillement l'opération de masser,
usitée en Asie. *Le Gentil*, Voyag. Ind., tom. I, pag. 129. *Percurrit
agili corpus arte tractatrix, manumque doctam spargit omnibus membris.*

Le règne animal présente un assez grand nombre de substances aphrodisiaques. Les anciens, plus habituellement nuds que nous, s'étaient aperçus que les humeurs (1) et même la seule odeur (2) des organes sexuels devenaient de très-puissans stimulans. Il en est de même pour les chevaux, les chiens (3), et les autres mammifères ; car indépendamment du fameux *hippomane* (4), le musc (5), la civette (6), le castoréum (7) et toutes les humeurs odorantes secrétées par les follicules inguinaux voisins des organes sexuels (8), agissent évidemment sur les individus et les portent au coït, non-seulement dans leur propre espèce, mais elles peuvent exciter pareillement d'autres espèces.

Les méridionaux font surtout un usage continuel de

---

(1) *Aretæus*, Ib., l. 2, c. 5, *Withoff*, De castrat., p. 47. *Graaf*, Viror. organ., p. 125, *Heucher*, de Sterilit., p. 17.

(2) *Haller*, Elem. physiol., lib. XXVII, sect. 3, p. 557 ; et dans la femme aussi, *Mart. Schurig*, Parthenol, p. 190.

(3) Ils se flairent au derrière, pour se reconnaître à l'odeur. Les narines de l'étalon frotées du mucus de la vulve de la cavale, le met en ardeur. *Oliv. de Serres*, Théâtr. d'agricult., p. 274 (édit. 1646, Rouen, in-4º.)

(4) C'est le mucus de la vulve de la cavale, *Aristot.*, Hist. anim., l. VI, c. 18. *Plin.*, l. XXVIII, c. 11. *Propert.*, Eleg. *Tibull.*, Eleg. 4, lib. 2, et *Virgil.*, Georg. 3, v. 281, en parlent aussi. *De l'Isle*, Husbandry., th. 2, p. 336. Le sédiment de l'allantoïde du fœtus du cheval passait aussi pour un hippomanès. *Aristot.*, Ib., c. 22. *Plin.* VIII, c. 42. *Columella*, l. 6, et *Daubenton*, Mém. Ac. scienc. 1751.

(5) *Luc. Schræckius*, Hist. moschi, c. 34, p. 153. Il cause des pollutions nocturnes, obs. par *Averrhoës*.

(6) *Petr. Castellus*, De hyœnâ odorat, c. 10.

(7) *Joh. Marius*, Castorologia, Vienn., 1685, in-8º. Il est emménagogue, contre l'opinion de *Mercurial*.

(8) *Georg. Gmelin*, Nov. comment. Petropol, tom. IV, pag. 339. Dans le desman, *Sarrazin*, Mém. Ac. sc. Paris, 1725, p. 340 ; dans l'opossum *Cowper*, Anat., p. 16, et le piloris, *Denys*, Amériq. Sept., tom. 2, p. 279, etc.

BIBLIOTHÈQUE NATIONALE IMPRIMÉS

ces substances, et particulièrement de l'ambre gris (1). Leurs femmes l'emploient dans leur toilette la plus secrète, avec profusion (2), persuadées qu'il augmente les jouissances ; et dès les tems les plus anciens, *Sénèque* (3), *St.-Jérôme* (4) et d'autres moralistes déclamaient contre ces abus qui forcent la nature dans les lois les plus libres et les plus sacrées ; puisqu'il n'en peut résulter que des avortons chétifs (5) ou un funeste épuisement.

Si l'on excepte les œufs et les testicules de quelques oiseaux qu'on suppose être des alimens aphrodisiaques, cette classe d'animaux ne présente aucun stimulant de cette nature. Les nourritures les plus succulentes qu'ils donnent, n'agissent qu'à la manière générale des analepti-ques ou des restaurans qui, assaisonnés par des aro-mates, sont en effet capables d'animer à l'amour.

Il en est autrement de plusieurs reptiles (6). Le scinc, espèce de lézard (*scincus officinalis*) de *Laurenti*, et de *Daudin* (7), qui se nourrit d'insectes comme ses congénè-res, en conserve dans son estomac, de sorte que la poudre de cet animal séché et pulvérisé en entier doit posséder

---

(1) *Just. Fid. Klobius*, Hist. ambari, opin. 17. *Marsil. Ficin*, De vita producend, c. 9, p. 82.

(2) *Mulieres ungunt pulvam ambaro, moscho, ut coeuntibus conci-liant gratiam. Prosp. Alpin*, Med. Ægypt., lib. 3, c. 15, pag. 107, (édit. deux.) *Joh. Faber. Lyncœus*, Hist. nat. Mexic, le dit des dames Romaines.

(3) De vitâ beatâ, cap. II. *Odoribus inficitur locus ipse in quo luxuriæ parentantur.*

(4) Lib. 2, advers. Jovinian ; et in vitâ Marcellæ, et epist. ad Demetriadem Virginem.

(5) *Joubert*, Erreurs. popul., part. 2, cap. 21, pag. 151 ; *Louis Guyon*, Leçons divers., tom. 3, p. 551, en citent des exemples.

(6) J. F. *Hermann*, De amphibior. virtute medicâ, Argentor., 1774, in-4°.

(7) *Alexander Trallianus*, c. 99. *Laurenti*, Amphibior, p. 55.

des qualités âcres et stimulantes qui agissent sur les organes urinaires et sexuels. C'est vraisemblablement ainsi que la tortue caret (1) produit des effets analogues sur ceux qui mangent de sa chair.

C'est une remarque constante que la nourriture journalière de poisson porte non-seulement une irritation à la peau, mais surtout aux organes génitaux (2): les anciens Romains la considéraient comme la nourriture des voluptueux. Les poissons cartilagineux, tels que les raies et squales (σέλαχη d'*Aristote*) passent pour les plus stimulans, soit qu'on doive l'attribuer en général à la salure et aux assaisonnemens (3), soit par une qualité particulière de leur chair ou par l'abondante nourriture que la mer fournit aux nations ichthyophages. Il est certain, comme l'ont observé *Montesquieu*, *Paw* et d'autres auteurs célèbres, que ces nations sont très-prolifiques.

Ne serait-ce point à cause que les poissons contiennent du phosphore en état de combinaison, qu'ils excitent à l'amour? On sait que *Fourcroy* et *Vauquelin* ont trouvé le phosphore combiné dans la laite de ces animaux; et cette substance inflammable prise à l'intérieur est un stimulant violent et même dangereux, il excite le priapisme, comme l'a remarqué le professeur *Alphonse Leroy*.

De même, les mollusques nus et les testacés ont toujours passé pour un aliment aphrodisiaque. Les anciens vantaient le poulpe (4), et sur-tout la sèche, σαμμλου, qui est musquée,

---

(6) *Catesby*, Carolin. nat. hist., tom. II, p. 39.

(1) On rapporte que le sultan Saladin ayant fait nourrir deux derviches de chair et d'eau, ensuite de poisson et de vin, ils résistèrent moins à l'amour dans la seconde épreuve que dans la première.

(2) *Paul. Æginet.*, De re medic., l. 3, cap. 60. Comme le poivre et les épices nécessaires pour l'apprêt de ces chairs; voyez aussi *Rondelet*, *Jovius*, et les anciens, *Diocles*, *Aëtius*, etc.

(3) *Athenæus*, Déipnosophist, lib. VIII, p. 356, édition de *Daléchamp*. Dioscorid., lib. 2, cap. 27.

et dont les becs se trouvent dans l'ambre gris (1). Les pétoncles, les huîtres et autres bivalves jouissent, à quelques égards, des mêmes qualités (2), déjà reconnues par les Grecs et les Romains, comme le témoigne *Juvénal*, satire VI, vers 302.

Grandia quæ mediis jam noctibus ostrea mordet.

C'est pour cela que les Vénitiens en mangent encore à souper (3). Les crustacées, tels que les homards, les écrévisses, ne sont point sans action sur les organes urinaires, comme l'expérience le témoigne, lorsqu'on en mange fréquemment ; mais ce sont principalement les insectes qui jouissent de la dangereuse propriété de stimuler vivement l'appareil urinaire et ceux de la génération, à cause du voisinage et de leurs liaisons. L'on ne connaît que trop les funestes résultats de l'emploi des cantharides (4), même pour peu qu'on en multiplie les applications à l'extérieur. Ces coléoptères caustiques ne sont pas les seuls doués de cette propriété, car le carabe doré (bupreste des anciens) produit sur les bestiaux un effet analogue. On prétend que les Américains se causaient volontairement un satyriasis violent par les mêmes moyens (5). Des grillons avalés par

---

(1) *Bruyerinus*, De re cibar., lib. XXI, c. 14.

(2) *Columella*, De re rustica, lib. III, c. 16. *Plin.*, Hist. nat., lib. IX, c. 51. *Varro*, etc.

(3) *Laur. Joubert*, Err. popul., part. 2, ch. 21, p. 147.

(4) Elles excitent un priapisme permanent, même après la mort quelquefois, *Cabrol*, Observ. med. 17. Cependant les cantharides vertes de l'Inde (*lytta segetum*, FABR.) peuvent se prendre à la dose d'un gros avec le double de sucre en poudre, divisé en quatre prises, chaque matin, à un jour d'intervalle, contre la strangurie. Il en résulte une hématurie légère et salutaire, en Arabie. *Forskahl*, Flor. Arab. Ægypt. Mat. medic. Kahirina.

(5) C'étaient les Américaines qui excitaient ainsi leurs maris. *Americi Vespucci*, Hist. relat., Strasbourg, 1505. Voyez aussi *Paw*, Récherch. sur les Améric., Lond., 1771, in-12, tom. 1, p. 52—54. Des médecins ont conjecturé de-là, mais à tort, l'origine du mal vénérien.

mégarde ont excité de même le priapisme (1). Les femmes Kamtchadales se disposent à la fécondité en avalant des araignées (2), et divers auteurs assurent que les morsures de la tarentule (3) et des *phalangium* (4) ont déterminé un priapisme, comme les autres araignées (5), et les fourmis.

Il y a un grand nombre d'autres remèdes pour exciter l'amour (6), mais comme ils sont la plupart aussi fabuleux que ridicules, nous n'avons pas cru devoir en parler.

Les aphrodisiaques peuvent ainsi se ranger sous les classes suivantes : 1° les *emménagogues anti-spasmodiques*, tels que le musc, l'ambre, la civette, le castor, et les *emménagogues* (7) *simples*, comme les gommes résines fétides, les aristoloches, etc. ; 2° les *aromatiques épicés*, comme poivre, bétel, gingembre, canelle, girofle, muscade, ou des *aromates* plus doux, tels que les lauriers, les myrtes,

---

(1) *Angelus Sala*, De alimentis, cap. 2, p. 8. Le vinaigre combat le poison des cantharides, selon *Lindestolpe*.

(2) *Krascheninnikoff*, Voy. Kamtchatka, édit. franç., p. 508, à la suite de celui de *Chappe d'Auteroche*.

(3) *Serao*, De tarentul., p. 20. *Baglivi*, De tarent., c. 6.

(4) *Vegetius*, De re milit., lib. III, c. 81.

(5) *Heucherus*, De aran., n° 29. *Lochner*, Eph. nat. cur., dec. 2, an 6, obs. 226, p. 441. L'esprit de magnanimité ou l'acide des fourmis avec l'alcohol agit aussi comme stimulant.

(6) Comme le sang menstruel, *Stalpart Van der Wiel*, cent. 2, obs. 19. *Bonacioli*, p. 39. *Wedelius*, Physiol., sect. 3, p. 210. Le sperme humain, celui du cerf, Breslauen Sammlung, 1726, octobr. Le hérisson en chaleur, *Cleghorn*, Nat. Histor. of Minorca, p. 75. La vulve de truie, *Porta*, Phythogn., lib. VI, p. 243. L'utérus de la hyène, de la haze, etc. ; le priapé de cerf ou de loup, Voyez *Van den Bossche*, Hist. medic. animal., Bruxell., 1639, in-4°. D'après *Delrio*. *Frommann*, *Montagnana*, *Etzler*, *Bauer* et autres auteurs crédules. Les os de crapaud, le cordon ombilical desséché (*Alexand. Benedict.*, lib. XXX), etc.

(7) Ces médicamens agissent aussi sur le sexe masculin, en stimulant les organes sécréteurs de la semence.

le calamus, l'huile de spic, le fruit de l'avocatier; 3° les *stimulans piquans*, comme les aroïdes, la colocasie, le dracontium, le pinang, l'anacarde, et les *alliacées*, tels que l'ail, l'oignon; 4° les *échauffans*, comme le phosphore, les champignons, truffes, morilles, fruit du durion, compositions opiatiques et narcotiques, avec des aromates; 5° les *diurétiques simples*, tels que l'artichaut, l'eryngium, le sceau notre-dame, les asperges, sur-tout les résines d'arbres conifères, et les *diurétiques carminatifs*, comme les ombellifères, le gen-seng, le ninsi, le panais, le chervi, etc.; 6° les *alimens venteux*, comme fèves et autres légumineuses, et les *alimens stimulans* de la tétradynamie, la roquette, les raves; 7° les *nourritures analeptiques*, comme le cacao, les pignons doux, les figues, le salep, les œufs, la cervelle, et autres matières animales très-restaurantes; 8° les *nourritures excitantes du système cutané*, telles que les poissons, les reptiles, les crustacés, et plusieurs mollusques nus et testacés; 9° les *substances toniques*, comme les préparations martiales, le sel et les salaisons; 10° enfin les *âcres et caustiques*, comme les insectes, les cantharides, les fourmis, le scinc, etc. (1)

---

(1) Nous pourrions citer plusieurs compositions aphrodisiaques usitées et réputées utiles, telles que la *teinture* ou *essence royale* (*alcohol aphrodisiaque*) de notre Traité de Pharmacie, tom. 2, p. 90, et l'*alcohol de magnanimité*, id., p. 115. M. *Cadet* a donné, dans le *Bulletin de Pharmacie*, 3ᵉ année, p. 79, d'après *Zacutus Lusitanus* (De med. princ. hist. lib. 1, obs. 37), la recette du *cachundé*, pâte parfumée servant de pastilles aphrodisiaques dans l'Inde. On connaît les *diablotins* d'Italie, le samboyon, etc. Voyez aussi l'article *Aphrodisiaque*, très-bien fait par le docteur *Chaumeton*, dans le *Dictionnaire des Sciences médicales*. Chez les anciens Grecs, on donnait aux nouveaux mariés une boisson stimulante nommée ἐπιδορπισμος. Les prétendus aphrodisiaques, cités quelque part dans l'*Aloysia Sigæa*, et dont quelques imprudens ont cru pouvoir faire usage, ne sont rien moins que tels.

On voit ainsi que les médicamens regardés comme excitans à l'amour n'agissent pour la plupart qu'indirectement sur les organes génitaux. Il est certain toutefois que leur emploi sagement dirigé par d'habiles médecins, et dans un but d'honnêteté et d'utilité, peut diminuer le nombre des individus stériles et des unions infécondes. Mais nous dirons avec Ovide :

Sit procul omne nefas : ut ameris, amabilis esto.

BIBLIOTHÈQUE ROYALE

www.ingramcontent.com/pod-product-compliance
Ingram Content Group UK Ltd.
Pitfield, Milton Keynes, MK11 3LW, UK
UKHW021715090726
13657UKWH00005B/2267